MÉMOIRES

ET OBSERVATIONS

DE MÉDECINE

ET DE CHIRURGIE-PRATIQUE.

A LYON, DE L'IMPRIMERIE DE RUSAND.

MÉMOIRES

ET OBSERVATIONS

DE MÉDECINE

ET DE CHIRURGIE-PRATIQUE,

Par G.^d GIRARD,

DOCTEUR EN MÉDECINE,

MEMBRE DU CI-DEVANT COLLÉGE ROYAL DE CHIRURGIE, ET DE LA SOCIÉTÉ DE MÉDECINE DE LYON,
CORRESPONDANT DE LA SOCIÉTÉ DE MÉDECINE DE PARIS, DE CELLES DE BORDEAUX,
NANCY, DU DÉPARTEMENT D'EURE-ET-LOIR, ETC.

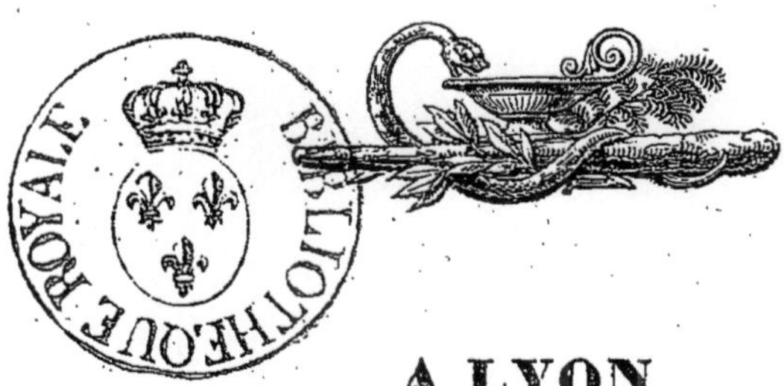

A LYON,

CHEZ M. P. RUSAND, IMPRIMEUR-LIBRAIRE ;

ET CHEZ MAIRE, LIBRAIRE, rue Mercière.

A PARIS,

A LA LIBRAIRIE ECCLÉSIASTIQUE DE RUSAND,
Rue du Pot-de-Fer St-Sulpice, n.º 8 ;

ET CHEZ GABON, rue de l'Ecole-de-Médecine.

1829.

AVERTISSEMENT.

Cette brochure renferme la plupart des
Observations et Mémoires de médecine
et de chirurgie que j'ai rédigés en différens temps, d'après mon expérience.
J'ai fait des augmentations et quelquefois des retranchemens à ceux qui ont
été publiés dans les Journaux de médecine. Je les crois tous dignes de fixer
l'attention de ceux qui s'occupent des
progrès de l'art de guérir.

J'ai eu un moment la pensée d'y join-
dre mes recherches sur la ligature du
cordon ombilical, imprimées en 1812,

en y ajoutant des observations confir-
matives du précepte qui y est consigné. Mais comme chaque médecin peut
aisément s'assurer de la bonté de ce
précepte qui devrait être généralement
suivi, je crois une nouvelle rédaction
inutile.

Il en est de même de ce que j'ai
publié sur la rage. J'avais l'intention
de fondre, pour ainsi dire, dans un
seul Mémoire tout ce que j'ai écrit sur
ce sujet (1) ; et particulièrement de faire

---

(1) Voyez *Essai sur le Tetanos rabien*, Lyon,
1809 ; quelques réflexions sur ce sujet à la suite
de mon *Mémoire sur la ligature du cordon ombilical ;* la *Gazette de santé*, 21 octobre, 1.er et
11 novembre 1811 ; le *Recueil périodique de la
Société de Médecine de Paris*, tom. LII, LXIII, LXIV ;
le *Journal universel des Sciences médicales*,
tom. XXV.

connaître les conséquences mal fondées des observations publiées depuis peu de temps sur l'hydrophobie ; mais après avoir relu mes réflexions sur la non-existence du virus rabique, imprimées en 1827, j'ai reconnu qu'elles suffisaient pour faire connaître parfaitement les moyens et la base sur lesquels je fonde mon opinion.

Si mon sentiment sur la non-existence du virus rabique n'est pas généralement adopté, j'ai du moins la satisfaction d'avoir apporté la lumière sur un sujet jusqu'alors si obscur, de voir qu'il est embrassé par plusieurs médecins célèbres, et de savoir que d'autres non moins savans ont exprimé leurs doutes, ce qui est une sorte de triomphe. Enfin, je crois avoir prouvé que, le plus souvent au moins, l'on s'est trompé sur la cause des phénomènes hydrophobiques, et qu'ainsi on a laissé périr beaucoup de sujets que des recherches mieux dirigées, qu'un esprit moins prévenu, auraient pu rendre à la vie et à la santé.

MÉMOIRES

MÉMOIRES

ET OBSERVATIONS

DE MÉDECINE

ET DE CHIRURGIE-PRATIQUE.

DE L'USAGE

DE L'AMMONIAQUE LIQUIDE

POUR LA CURE

DE QUELQUES MALADIES

INTERNES ET EXTERNES.

Fièvres intermittentes.

Dans le courant de l'année 1806, j'envoyai à la Société de Médecine-pratique de Montpellier quelques observations sur l'administration de l'alcali volatil fluor dans le traitement des fièvres simples d'accès. Cette savante Compagnie voulut bien les accueillir et les insérer dans ses Annales, sous les n.ᵒˢ 3 et 7 de la même année. Depuis cette époque, j'ai employé ce remède

toutes les fois que j'en ai trouvé l'occasion favorable, et je puis assurer qu'il mérite d'être
mis au rang des fébrifuges les plus énergiques.
Je vais citer quelques nouvelles observations
qui tendront à le confirmer.

Je dois dire auparavant que les fièvres d'accès, qui sont assez communes à certaines épo-
ques de l'année, ont souvent pour cause une
suppression ou un vice dans la sécrétion de la
transpiration, suite des variations de l'atmos-
phère (1); ce qui a été reconnu dans tous les
temps et dans tous les climats; et l'ammoniaque
étant un des sudorifiques que l'on peut administrer avec le plus de sûreté pour rétablir cette
évacuation, j'ai été conduit à son usage déjà
préconisé dans ces cas par des médecins célèbres, tels que Cullen, Desbois de Rochefort,
Pringle, Verlhoff, Pugnet et autres. Mais ce
moyen a été ensuite négligé, puis totalement
oublié, sans doute parce que ces auteurs n'ont
donné aucune règle pour son administration,

---

(1) C'est vraisemblablement aussi quelquefois une
simple impression faite à la peau par le froid qui, par
sympathie, se répète sur la membrane muqueuse d'un
organe intérieur, et devient ainsi le point de départ de
différentes affections morbides.

et qu'ils n'ont cité aucune observation qui en
constatât l'effet. Je vais de nouveau suppléer à
ce silence.

Ire OBSERVATION.

Serre, cordonnier, après s'être exposé tout
en sueur à un vent frais, prit un accès de fièvre
qui revenoit tous les deux jours. Le lendemain
du huitième, il vint me consulter (c'était le 6
septembre 1808). Ces accès commençaient à
midi par un froid aux pieds et des frissons au
dos, qui duraient environ trois quarts d'heure ;
la chaleur revenait ensuite, et une transpiration abondante de plusieurs heures terminait
l'accès, pendant lequel, douleur vive au front,
vomissemens bilieux, langue chargée, laissant
dans la bouche un goût très-amer ; urines rares,
épaisses, briquetées. Cet homme, d'une bonne
constitution, âgé d'environ 36 ans, avait la
langue nette dans le moment où il vint me consulter, son appétit se soutenait, et dans l'inter-
valle de ses accès, il travaillait et se portait à
peu près bien. Je lui prescrivis l'usage de l'alcali
volatil fluor, à la dose de cinq gouttes, toutes
les demi-heures, étendues dans une petite verrée d'infusion de fleurs de violettes, froide et
sucrée. Il en commença l'usage le 7 septembre,
jour de son accès, à six heures du matin, et le

I.

continua jusqu'à midi. La transpiration s'était déclarée à dix heures, et se continua jusqu'à trois heures de relevée; il n'eut ni frisson, ni chaleur, ni fièvre. Il prit le même remède le 9 septembre à l'heure indiquée. Il se leva après la première dose. Cet homme très-actif, se mit à son travail ordinaire, quoiqu'il transpirât beaucoup toute la matinée. Il cessa l'usage du remède à dix heures. Il jouit depuis lors d'une bonne santé.

2.e OBSERVATION.

Madame L....., âgée d'environ 40 ans, d'une santé très-faible, était sujette à éprouver tous les hivers, dès qu'elle s'exposait au froid ou à l'humidité, de légères douleurs de rhumatisme qui affectaient rarement les membres, et qui se portaient le plus souvent au cou, à l'estomac, aux intestins. L'hiver dernier, 1809, elle était dans cet état, et avait en outre une fièvre double-tierce, caractérisée par des bâillemens, le malaise, l'inappétence, la transpiration, précédée de légers frissons. Sa langue était légèrement enduite d'un mucus blanchâtre; ses urines étaient épaisses, tantôt blanches, tantôt briquetées, et en général abondantes. Cette dame me fit appeler le 23 décembre 1808; je fis auprès d'elle, pendant quelque temps, la médecine expectante; les moyens hygiéniques étaient les seuls que je lui prescrivais : mais son état étant toujours le même, je lui fis prendre dans les premiers jours de 1809 du quina en poudre, à la dose de trois gros par jour. Elle le supporta très-bien, mais sans amélioration dans son état. Alors je me décidai à lui faire prendre le 26 janvier l'alcali volatil, à la dose de quatre gouttes dans quelques cuillerées d'infusion de menthe poivrée, froide et sucrée, et de la manière dont je l'avais prescrit à celui dont je viens de parler. Le succès couronna mes espérances. Ce remède, employé trois jours de suite dans la matinée, suffit pour faire cesser la fièvre qui se déclarait, un jour à trois heures et le lendemain à cinq heures du soir. La transpiration ne cessait que vers les quatre heures du matin. Dès le premier jour les frissons ne se firent plus sentir. Madame L..... transpira abondamment, même plusieurs jours après avoir cessé l'usage de l'alcali volatil. Cette transpiration continuelle l'ennuyait beaucoup, et il me fallut employer tout l'ascendant que j'avais sur elle pour lui persuader que c'était une crise salutaire. En effet, elle fut bientôt rétablie. Je l'ai mise à l'usage de la flanelle portée sur la peau ; et cet hiver 1810, madame L..... a joui d'une bonne santé.

3.e OBSERVATION.

Madame Xavier, âgée d'environ 25 ans, eut une couche naturelle dans le printemps de 1809 ; deux mois après, s'étant exposée à une forte pluie, et n'ayant pu changer de vêtement, elle tomba malade le lendemain. Son accoucheur connut bien qu'elle était affectée d'une fièvre tierce ; mais des accès nerveux qu'elle prenait pendant le froid fébrile, et un engorgement étendu que cette dame avait dans l'hypocondre gauche, le firent varier dans l'administration des remèdes. Après un mois de traitemens infructueux, cette dame vint me consulter. Elle avait le teint pâle, le pouls faible ; ses forces s'étaient pourtant à peu près maintenues. Elle avait la langue nette, mangeait peu, mais digérait bien. L'engorgement du bas-ventre était indolent, et ne lui causait d'autre incommodité que celle de ne pouvoir se coucher sur le côté droit. L'accès de fièvre commençait à quatre heures de l'après-midi par un frisson général, qui durait environ demi-heure, pendant lequel madame Xavier éprouvait des crispations dans les doigts des mains et des pieds, avec douleur dans les membres et un sentiment de gêne à la gorge ; une légère chaleur, puis un peu de transpiration terminaient l'accès. Je la mis à l'usage de l'alcali volatil, tel que je l'ai indiqué. Le premier accès a été moindre que le précédent, et les crispations nerveuses ne se sont pas fait sentir; le deuxième a été peu marqué, et le troisième n'est pas venu. Ce remède l'a beaucoup fait transpirer; elle en a cessé l'usage. Les bains tièdes et les sucs d'herbes qu'elle a pris ensuite, ont fait disparaître l'engorgement du bas-ventre. Madame Xavier jouit d'une bonne santé.

4.ᵉ OBSERVATION.

Louison, âgée d'environ 30 ans, occupée dans les magasins de MM. Grangier et Pascalin, magasins très-humides, exposés à des courans d'air, et dans lesquels les rayons du soleil ne pénètrent jamais. Louison était malade depuis douze jours, lorsqu'on me fit appeler le 12 février 1810. Voici quel était l'état de cette fille : douleur très-vive à l'épaule et au bras droit, douleur moins vive à l'épaule gauche, impression glaciale sur tout le côté gauche du visage, impossibilité dans les mouvemens de la tête, langue légèrement enduite d'un mucus blanchâtre, pouls petit et dur, urines épaisses et tirant sur la couleur rousse, appétit et fièvres soutenues, fièvre tierce bien caractérisée par le froid aux pieds et au dos pendant demi-heure, et commençant à se manifester à six heures du soir; puis chaleur âcre et très-fatigante, qui la privait du sommeil toute la nuit; point de sueur, malgré les moyens qu'on avait employés pour la provoquer. Le lendemain de ma première visite, le 12 février, elle devait prendre son septième accès. A midi de ce jour, Louison se coucha, prit une infusion de fleurs de violettes froide et sucrée, dans laquelle on ajouta cinq gouttes d'alcali volatil fluor. Elle continua à en prendre ainsi toutes les demi-heures, jusqu'à celle de cinq du soir, temps où elle transpirait beaucoup; la sueur s'est continuée et a été abondante toute la nuit, et jusqu'à quatre heures du soir de la journée du 13. Dans cette nuit toutes les douleurs ont disparu, excepté un léger ressentiment au bras droit, qui s'est bientôt dissipé. Louison n'a éprouvé ni frisson, ni fièvre. Elle a repris, le 14 et le 15, les doses d'alcali volatil comme le 12; elle n'a éprouvé qu'une légère moiteur. Elle a cessé tous les remèdes, et sa santé a été parfaite jusqu'à ce jour.

5.e OBSERVATION.

J'ai obtenu par le même moyen, un égal succès chez madame Damiron, âgée de 22 ans, enceinte de huit mois. Elle avait depuis deux mois une fièvre tierce, contre laquelle elle avait pris plusieurs infusions amères, et surtout beaucoup de décoctions de chardon étoilé. Cette dame éprouvait un dégoût absolu pour tous les alimens; sa peau, et surtout celle du visage, était d'une teinte jaune; le tissu cellulaire sous-cutané était infiltré : elle ressentait une douleur fixe au côté droit du bas-ventre, très-vive dans le temps de l'accès, et une diarrhée abondante hors de l'accès; la fièvre se manifestait vers les quatre heures de relevée. Elle a pris, le 3 octobre 1806, le mélange d'alcali volatil, avec l'infusion de menthe poivrée et froide, ainsi que je l'ai indiqué. La fièvre n'est pas revenue; l'infiltration générale, la teinte jaune de la peau, la diarrhée, la douleur de bas-ventre, tout a disparu dans l'espace de peu de jours, et sa santé s'est parfaitement rétablie.

6.e OBSERVATION.

M. Michalon, âgé de 36 ans, d'un tempérament phlegmatique, ressentait tous les jours, à huit heures du matin, une douleur qui occupait tout le front. Cette douleur s'aggravait jusqu'à onze heures; il s'y joignait une pesanteur de tête, des envies de vomir, une inappétence absolue; le pouls était dur, élevé; la langue nette, les fonctions alvines satisfaisantes. Cette douleur n'était pas précédée de frisson ; la peau était sèche, comme brûlante ; point de transpiration ; passé onze heures, tout se calmait peu à peu. M. Michalon s'occupait alors des affaires de son commerce, mangeait avec plaisir, et dormait assez bien. Ce malade est depuis long-temps sujet à des douleurs de rhumatisme vagues, qui l'obligent quelquefois à garder la chambre. Je pensais que cette affection rhumatismale s'était fixée sur les muscles frontaux, qui étaient douloureux au toucher ; les yeux étaient larmoyans. Je le décidai à prendre dans la soirée, d'heure en heure, huit gouttes d'alcali volatil dans une verrée d'eau sucrée ; c'était le 18 décembre de l'année 1828. Après la troisième dose, il transpirait un peu ; il en prit une quatrième, la transpiration devint abondante, se soutint jusqu'au matin sans l'empêcher de dormir. M. Michalon ne sentit plus sa douleur frontale, ni les autres accidens qu'il éprouvait tous les matins.

Je ne dois pas terminer cet article sans faire observer que l'alcali volatil fluor, pris à la dose de six à sept gouttes dans quelques cuillerées d'eau, rappelle promptement une légère moiteur, et fait ainsi avorter les maladies qui peuvent en résulter.

Madame M....., habillée à la légère, dans un temps froid et humide, rentra chez elle ayant des frissons, un malaise général qui lui faisait craindre une maladie. Je m'y trouvai dans ce moment, 6 janvier 1827, pour voir son enfant affecté de la coqueluche. Je fis prendre à cette dame six gouttes d'ammoniaque liquide dans une petite verrée d'eau sucrée; elle éprouva bientôt un calme agréable, une légère moiteur survint. Sa santé n'a pas été dérangée. Ce moyen m'a toujours réussi dans ces cas.

Je termine ici les observations que je pourrais multiplier pour constater le succès de l'ammoniaque dans les fièvres qui ont pour cause une suppression ou un vice dans la sécrétion de la transpiration; un plus grand nombre me paraît inutile, parce que mon intention est seulement de fixer l'attention sur l'usage de ce sudorifique, et d'engager les médecins à l'employer, lorsqu'ils le jugeront convenable, et particulièrement lorsque le quina est rare et d'un prix très-élevé.

Il me paraît évident que la majorité des remèdes propres à guérir les fièvres d'accès, n'opèrent que par le genre d'impression qu'ils font sur l'estomac ou les intestins; impression qui rompt ou détourne le spasme fébrile. C'est ainsi qu'opère l'émétique donné peu avant l'accès, ainsi que le recommandent Celse, Sthal et plusieurs autres médecins d'un grand mérite. C'est sans doute d'après ce principe qu'Hippocrate administrait la jusquiame, la mandragore. Martian dit, en parlant de ces moyens, que les narcotiques ont quelque chose de contraire à la fièvre. Aussi Boerhaave assurait que, sans l'usage journalier du quina, l'opium serait reconnu pour un des meilleurs fébrifuges.

C'est sans doute d'après cette impression faite sur l'estomac, et qui rompt le spasme nerveux, qu'opèrent le musc, la liqueur d'Hoffmann, recommandés par quelques auteurs. Celse faisait prendre à ses malades de l'ail, du poivre; d'autres, la cannelle, la poudre cornachine, l'acide muriatique, etc. On ne peut concevoir, sans cette explication, les succès que des médecins anglais et français ont obtenus de différentes préparations arsénicales; mais n'est-il pas à désirer que certains poisons soient effacés de la liste des médicamens? L'on sait que les bains froids ou une vive émotion peuvent produire le même effet, détourner le spasme fébrile. Telle est l'histoire de cet homme qui éprouva une frayeur si vive, en entendant un coup de pistolet qu'on tira à dessein près de lui, au moment où il allait prendre son accès de fièvre, qu'il fut guéri de cette maladie. Borrigius guérit aussi un individu d'une fièvre tierce opiniâtre, en le faisant entrer dans un accès extraordi-

naire de fureur. C'est vraisemblablement aussi
d'après cette impression qu'on a guéri des malades, en leur faisant avaler de la toile d'arai-
gnée ou d'autres objets dégoûtans.

Enfin, c'est ainsi qu'opèrent tous les amers,
tels que le café, les noyaux ou amandes de
pêche, les fleurs de camomille, le chardon
étoilé, la gentiane, l'écorce d'angustura, de
marronier d'Inde, celles de sureau, d'aca-
cia, etc., et surtout celle de quina. Mais outre
que la plupart de ces moyens ne sont pas toujours assez actifs, ceux qui réussissent le mieux
ne préservent pas toujours les malades d'une
rechute, surtout si l'on n'a pas la précaution de
continuer l'usage de ces remèdes plus ou moins
long-temps après que la fièvre a cédé, afin de
soutenir l'impression qu'ils font sur les voies
digestives, jusqu'à ce que la cause ait été, pour
ainsi dire, usée par le temps, ou jusqu'à ce que
la force vitale s'en soit débarrassée par une crise
salutaire; ce qui est reconnu lorsqu'on admi-
nistre le quina. Il vaut donc mieux, lorsque cela
est possible, prévenir l'effort de la nature, aller
au devant de son travail, l'aider enfin dans les
moyens qu'elle emploie pour rétablir cette
transpiration, cause de la maladie, et peut-être
chasser hors du corps celle qui était répercutée.
Alors les malades sont véritablement guéris.

Ce qui prouve cette vérité, c'est que j'ai aussi souvent réussi à guérir des fiévreux, en leur faisant prendre des bains chauds; mais ayant soin de les faire mettre dans l'eau demi-heure avant l'accès, et de les y laisser plus d'une heure. Ils transpiraient dans le bain avant le froid fébrile, et ils étaient guéris. J'en ai consigné quelques exemples dans les journaux de Médecine que j'ai cités.

Cette pratique est d'ailleurs conforme à celle de Sydenham, qui traitait les fièvres d'automne, en faisant transpirer les malades quatre heures avant l'accès, et en prolongeant cette transpiration plusieurs heures après le moment où il devait se manifester. Ce moyen était fortement recommandé par Celse, et il est plus facile que celui qu'employait Cléophante, qui, pour parvenir au même but, faisait répandre, long-temps avant l'accès, beaucoup d'eau tiède sur la tête du malade, et lui faisait ensuite donner du vin. Lieautaud dit que la sueur est la crise la plus naturelle de la fièvre tierce, et presque tous les auteurs sont du même avis.

Ainsi, soit que l'on veuille guérir ces fièvres par les antispasmodiques, en les considérant, d'après le sentiment de quelques médecins, comme une maladie nerveuse, soit en provoquant à temps les sueurs, l'alcali volatil fluor remplit l'une et l'autre indication; car l'on sait que cet excellent remède possède l'une et l'autre de ces qualités.

Il est bon d'observer que l'usage de l'alcali volatil fluor ne cause aucun des accidens que l'on a reprochés à la plupart des autres fébrifuges, et qu'il ne peut être nuisible aux malades dans aucun cas.

En administrant le quina aux fébricitans, ils ont une convalescence plus ou moins longue, et souvent une rechute; en administrant, au contraire, l'alcali volatil fluor dans les cas que j'ai indiqués, les malades n'ont point de convalescence; ils jouissent de suite d'une santé parfaite, parce que la crise de la maladie a été complète. Je peux affirmer que tous ceux auxquels je l'ai fait prendre avec succès ont été dans ce cas. Il en est de même de ceux qui ont fait usage des bains chauds pris peu avant le froid fébrile.

Je n'ai jamais eu l'occasion d'administrer l'alcali volatil dans la fièvre quarte, maladie assez rare à Lyon; mais dans ce cas ayant réussi à guérir avec des bains chauds des malades qui en étaient affectés, il est à croire que l'ammoniaque liquide aurait le même succès. Je n'en ai obtenu aucun, lorsque les malades ne transpiraient pas avant le moment du froid fébrile, ce qui arrive bien rarement. Une fois, cependant, l'usage de l'alcali volatil, sans produire aucun effet sensible, a retardé les accès d'une fièvre tierce régulière, chez un particulier qui en était affecté depuis plus de deux mois; le troisième n'est pas venu, et le malade a joui d'une bonne santé.

L'ammoniaque liquide n'opère pas dans les fièvres d'accès, où il y a un appareil saburral. Mais dans ce cas, le quina et les autres fébrifuges réussissent de même bien rarement; et c'est pour ne pas avoir fait assez d'attention à la cause qui détermine la fièvre ou qui empêche l'effet du fébrifuge, que les médecins ont varié dans leurs opinions, pour décider s'il fallait ou non évacuer le malade avant l'administration du quina. Un des moyens propres à terminer cette discussion, c'est de voir le malade le jour de l'apyrexie, si, comme le remarque Torti, il a la langue nette, humectée, s'il conserve de l'appétit, enfin, s'il est à peu près bien portant, on administrera avec succès le quina ou l'alcali volatil; dans le cas contraire, pour guérir le malade, il faut commencer le traitement par les évacuans, si d'ailleurs rien ne s'y oppose. Observez bien que je ne parle toujours que des fièvres simples d'accès; ainsi Buchan, Duplanil son traducteur, et d'autres médecins, se trom-

pent

pent évidemment, lorsqu'ils prescrivent l'émétique, parce que le malade vomit de la bile
pendant son accès; seulement dans ce cas le
vomissement n'est qu'une suite du spasme de
l'estomac, et non une preuve de saburre. Comme
ce spasme se porte aussi à la poitrine et y détermine l'oppression, à la tête, et y cause une
douleur souvent très-vive, dans ces cas, ces accidens ne sont que des symptômes de la fièvre,
et non la cause de la maladie.

C'est peut-être aussi parce qu'on n'a pas fait
cette distinction, que l'on a échoué souvent
dans l'administration de l'écorce du marronier
d'Inde et des autres substances préconisées
contre les fièvres d'accès.

Je conclus.

Lorsque les fièvres d'accès sont causées par
une suppression ou par un vice dans la sécrétion de la transpiration, il faut prévenir *la force
médicatrice de la nature,* comme s'exprime Cullen, en faisant transpirer le malade avant le
temps où elle commence son travail, et l'alcali
volatil est un moyen puissant à employer pour
parvenir à ce but.

Antispasmodique.

L'ammoniaque liquide est quelquefois un excellent antispasmodique; il fait cesser de suite

2

ces frayeurs, ces émotions vives que l'on éprouve quelquefois, et dont le sujet est tantôt vrai et tantôt imaginaire.

Une jeune femme, enceinte de quatre mois, avait soupé chez sa mère, rue de la Plume, et en sortit vers les huit heures pour se retirer chez elle, au faubourg de la Croix-Rousse. Arrivée dans son domicile, elle n'y trouve pas son mari. Elle se décide cependant à se coucher, malgré la crainte qu'elle avait des voleurs, crainte qui la tourmentait depuis sa jeunesse, et dont elle n'avait pu se guérir. Mais à peine la lumière fut éteinte, que son imagination la tourmenta plus que jamais ; elle s'habille à la hâte, et a le courage de retourner chez sa mère, malgré la distance des lieux. A peine y fut-elle arrivée, qu'elle prit des convulsions semblables à un accès d'hystérie. Les secours qu'on lui prodigua pendant une heure furent inutiles. L'on vint me chercher vers les onze heures ; je saisis le moment où les convulsions passées aux membres, avaient laissé libres la mâchoire et la déglutition, pour lui faire avaler huit gouttes d'alcali volatil fluor dans un peu d'eau. A peine ce mélange fut-il introduit dans son estomac, qu'elle s'assit sur son lit, nous raconta la cause de son accident avec un calme parfait. Son mari arriva dans ce moment,

et la conduisit chez lui comme s'il ne lui était
rien arrivé.

Une jeune fille, en sortant le soir de chez
un boulanger, fut entourée par deux ou trois
hommes d'assez mauvaise mine qui la suivirent
en lui tenant quelques propos. Elle hâte le pas
pour arriver chez M. Martin, son maître; mais
chemin faisant, elle croyait que ces hommes
allaient l'insulter, ou qu'ils voulaient lui ravir
une chaîne d'or qu'elle portait au cou. Elle arrive cependant sans accident dans l'allée qui
conduisait à son domicile; mais à peine fut-elle
au bas de l'escalier qu'elle tomba évanouie. Les
voisins la virent bientôt dans cet état; elle fut
portée sans connaissance et comme sans vie au
quatrième étage où elle logeait. Après plusieurs
tentatives infructueuses pour la rappeler à la
vie, l'on vint me chercher; je la trouvai étendue
sur son lit, sans mouvement et le pouls à peine
sensible. Un flacon d'alcali volatil, approché de
son nez, lui fit faire quelques mouvemens; alors
je lui fis avaler quelques gouttes de cette liqueur, étendues dans quelques cuillerées d'eau.
Presqu'à l'instant elle revint parfaitement à elle,
porta la main à son cou, nous raconta tran-
quillement son aventure, puis se leva pour servir le souper à ses maîtres.

La domestique de M. Marion, marchand dra-

pier, entrant dans une cave où elle allait habituellement, crut y voir un grand homme blanc;
elle tomba évanouie. Ses maîtres ayant commencé à souper, et ne la voyant pas revenir,
descendirent à la cave; ils la trouvèrent étendue
par terre, et comme morte. Ils la portèrent
dans leur appartement, et à force d'eaux spi-
ritueuses et de frictions sur les membres, elle
revint à elle, mais ayant l'esprit absolument
aliéné. Bien en peine de l'état de cette fille,
l'on vint me chercher; je la trouvai assise sur
son lit, et ne cessant de parler et de déraison-
ner. Si je ne l'avais pas vue souvent avant cet
état, j'aurais été persuadé qu'elle était folle depuis long-temps. Je lui fis prendre six à sept
gouttes d'alcali volatil dans une demi-verrée
d'eau; de suite elle reprit son bon sens ordinaire, et fut guérie.

Je me borne à ces trois observations.

J'ai plusieurs fois fait cesser des accès d'épi-
lepsie par le même moyen. Je n'en citerai aucun exemple, parce que je n'en ai pas noté.

Ivresse.

L'alcali volatil fluor est le remède le plus
propre pour guérir de l'ivresse. Aucun auteur
n'ayant fait mention de ce moyen, je vais citer
quelques observations qui confirmeront la pro-

priété de l'ammoniaque liquide dans cette maladie.

Mademoiselle Sophie C....., âgée de 18 ans, d'une bonne constitution, d'un caractère porté à l'enjouement, se laissa trop entraîner au plaisir de boire du vin blanc; elle s'enivra; ses jambes chancelaient sous elle, son regard était très-animé; elle disait si plaisamment tout ce qui lui passait par la tête, qu'elle causait une gaieté vive à toutes les personnes qui l'entouraient. Je lui fis boire une demi-verrée d'eau sucrée, dans laquelle j'ajoutai six gouttes d'alcali volatil fluor; à l'instant l'ivresse fut dissipée, et cette demoiselle rendue à son état ordinaire.

Une dame, âgée de 22 ans, ayant bu par étourderie trois à quatre verres de vin, donna de suite des preuves d'affection mentale. Lorsqu'on me fit appeler, cette scène durait depuis deux heures. Cette dame avait les yeux fermés, la figure très-pâle, les dents serrées; elle paraissait ne rien entendre, ou du moins elle ne répondait à aucune question. Assise sur une chaise, elle se soulevait de temps en temps, ses bras se roidissaient, son cou se gonflait; elle tenait des propos décousus. Je profitai d'un moment de calme pour lui verser dans la bouche trois à quatre cuillerées d'un mélange d'environ vingt gouttes d'alcali volatil fluor dans une verrée d'eau. Au bout de moins de trois minutes, cette dame ouvrit les yeux, devint calme, et demanda la cause du trouble qui semblait se passer autour d'elle; elle passa une bonne nuit, et il ne lui restait le lendemain que la honte de l'excès auquel elle s'était livrée la veille.

Un particulier, âgé de 40 ans, d'une bonne constitution, d'un caractère doux, et habituellement très-sobre, ayant bu successivement des vins de plusieurs qualités, fut saisi d'un accès de fureur qui le portait à briser tout ce qui tombait sous sa main. Je fus appelé : l'aspect de cet individu était effrayant; debout contre une boiserie, ses cheveux semblaient se hérisser sur sa tête; sa figure était pâle, ses lèvres couvertes d'écume, tous ses membres tremblotans; il tournait sans cesse la tête à droite et à gauche, et disait à ceux qui le retenaient : *Laissez-moi, ou je vous pulvérise.* Ma présence lui causa une impression que je ne pus caractériser : en lui parlant avec beaucoup de douceur, je lui versai dans la bouche quelques cuillerées d'un mélange semblable à celui dont j'ai fait mention dans l'observation précédente; il les avala sans difficulté. Je le fis asseoir : le voyant calme, on lui laissa les bras libres; il n'en abusa pas. Il ressemblait dans ce moment à une personne qui sort d'un profond sommeil, et qui n'est pas en rapport avec les objets qui l'environnent. Je fis retirer tous les assistans; il se coucha et s'endormit. Le lendemain il ne pouvait croire ce qui s'était passé, et la honte qu'il en conçut lui causa une mélancolie que les voyages et le temps seuls ont pu dissiper.

Un chapelier, âgé de 16 ans, dans l'intention seule de savoir de quel genre d'ivresse il serait affecté, but environ une pinte de différentes liqueurs; il en fut quitte ce jour-là pour avoir la tête pesante et une grande propension au sommeil. Il alla se coucher, et dormit profondément toute la nuit; mais, à son réveil, il ressentit une céphalalgie sus-orbitaire intolérable, des étourdissemens dès qu'il voulait s'asseoir sur son lit, et de légers tremblemens des bras; il se croyait empoisonné. Je lui fis avaler huit gouttes d'alcali volatil fluor dans une tasse d'eau; à l'instant, presque tous les accidens cessèrent pour ne plus revenir.

D'après ces observations, il me paraît évident que les liqueurs alcoholisées n'agissent d'abord que par l'impression qu'elles font sur les nerfs des voies digestives; impression qui se porte au cerveau, et y détermine un trouble plus ou moins orageux, en raison surtout de l'idiosyncrasie des sujets. N'est-ce pas ainsi qu'on peut concevoir l'ivresse causée par des substances odorantes que l'on respire, par le tabac pris intérieurement, etc. ? Et le point de départ des fièvres ataxiques n'est-il pas quelquefois dans l'estomac, les intestins, etc. ? C'est ainsi que l'action de l'opium, long-temps continuée sur les nerfs de l'estomac, détermine l'apoplexie. Garnier donnait le castoréum comme correctif de cette substance; c'est, si je puis me servir de cette comparaison, de l'eau froide que l'on ajoute à de l'eau bouillante, jusqu'à ce qu'elle ne fasse éprouver qu'une agréable chaleur.

Dire que le vin, l'opium, etc., se portent au cerveau, est donc, selon moi, une erreur, une explication mensongère des effets directs qu'ils produisent sur l'économie animale.

Je suis d'autant plus porté à soutenir cette conséquence, que le bain froid guérit aussi promptement de l'ivresse, ainsi que l'expérience le prouve. Dans ce cas, l'eau froide détermine sans doute une sorte de dérivation de l'affection nerveuse.

L'administration de l'ammoniaque liquide étant propre à la cure de l'ivresse simple, de celle qui est compliquée de spasmes, ne pourrait-elle l'être aussi dans cette ivresse convulsive dont M. Percy nous a fourni plusieurs exemples (Dict. des Sciences méd.)? Ce remède ne serait-il pas plus prompt que l'opium dans le traitement du *delirium tremens*, si bien signalé par M. Rayer? Si j'en puis juger par analogie, je le crois ainsi; mais j'ai besoin de l'expérience pour confirmer cette proposition.

L'application de l'ammoniaque liquide sur différentes maladies externes opère souvent d'heureux effets; je vais en citer quelques exemples.

Fondans.

Un jeune homme portait un bubon à l'aine droite depuis plusieurs mois; il était de la grosseur d'un petit œuf de poule, gênait le malade dans la marche, mais ne lui causait aucune douleur. Il avait employé, outre les frictions mercurielles, plusieurs remèdes fondans, soit à l'intérieur, soit en topique. Je lui fis mettre sur cette tumeur des compresses imbibées d'eau, avec addition d'un sixième d'alcali volatil fluor, et renouvelées trois fois par jour. Ce bubon disparut dans l'espace de dix jours.

Madame Bouriat avait depuis plusieurs mois une glande au sein droit, de la grosseur d'une noix, dont la cause lui était inconnue; elle était ordinairement indolente, excepté dans le temps de ses règles, et surtout à leur approche;

alors elle y éprouvait une espèce de tension. Les fomentations alcalines faites sur cette glande, comme dans l'observation précédente, l'ont fait disparaître dans trois semaines.

Brûlures.

L'on connaît les propriétés de l'ammoniaque liquide mis promptement sur les brûlures ; j'ai éprouvé son bienfait sur moi-même pendant le siége de Lyon.

J'avais un ulcère putride, et comme charbonneux, de l'étendue de six lignes au doigt annulaire de la main droite, causé par une piqûre d'épingle, chargé de pus. Cet ulcère était d'une couleur noire, et la sanie qui en découlait était infecte ; j'éprouvais, en outre, un malaise général, quelques frissons vagues, une inappétence absolue, les extrémités inférieures comme brisées, etc. MM. les docteurs Thénance et Saissy y appliquèrent un bouton de feu rougi à blanc. La douleur que je ressentis est au-dessus de toute expression ; mais de la charpie, trempée dans un mélange d'eau et d'alcali volatil, mise de suite sur la brûlure, fit cesser promptement la douleur pour ne plus revenir. Je n'éprouvais qu'une légère chaleur, qui se dissipa au bout d'environ demi-heure. On continua le même pansement jusqu'à la guérison qui ne se fit pas attendre; il en fut de même du rétablissement de ma santé.

Ulcères froids.

M. Muletier, âgé de 18 ans, d'un tempérament phlegmatique, avait un ulcère, suite d'une égratignure, au dessus de la malléole interne du pied droit; il était de l'étendue d'un écu de trois livres. Il avait essayé depuis plus d'un an tous les onguens qu'on lui avait proposés. Les chairs de cet ulcère étaient molles et sanguinolentes; le malade n'en éprouvait aucune douleur. Je fis mettre sur cet ulcère de la charpie imbibée d'eau et chargée d'un sixième d'alcali volatil; le pansement était renouvelé trois fois dans les vingt-quatre heures. Les chairs devinrent belles au bout de deux jours; un bon pus en découlait; la cicatrice commença à se montrer le cinquième jour, et le quinzième elle fut achevée.

Un homme, âgé de 40 ans, avait au pli de l'aine gauche quatre petites fistules entourées de duretés, et qui lui causaient des douleurs, des tiraillemens lorsqu'il marchait ou se tenait debout; c'était la suite d'un bubon qui s'était abcédé depuis six mois, et que différens moyens mis en usage n'avaient pu guérir. Je lui prescrivis le même mélange que celui dont j'ai parlé ci-dessus ; trois semaines suffirent pour le guérir.

Cancer ulcéré.

Madame Bourlier, âgée de 60 ans, d'une constitution faible, avait au sein droit une tumeur cancéreuse de la grosseur d'un œuf de poule. Dans le milieu, il y avait un ulcère de la grandeur d'un centime ; les chairs en étaient blafardes ; il en découlait un pus de sanie d'une odeur légèrement cancéreuse. Cette dame éprouvait parfois des élancemens douloureux dans cette glande, des crampes au bras droit ; les glandes axillaires étaient engorgées, mais non douloureuses. Les fomentations alcalines ont fait cesser les élancemens, les douleurs ; les chairs de l'ulcère sont devenues vermeilles, le pus sans odeur ; les glandes sous-axillaires se sont dégorgées, les crampes du bras dissipées. Cette dame a continué les fomentations alcalines plusieurs années avec un bien-être marqué ; mais tous les accidens se renouvelaient, lorsqu'elle cessait les fomentations d'eau alcalisée, pour se soumettre à d'autres applications qu'on lui proposait, dans l'espérance d'une guérison. Madame Bourlier est morte fort âgée.

Madame Chabois, âgée de plus de 60 ans, portait à la mamelle droite un cancer, dont

l'ulcère était aussi grand que le fond d'une as-
siette ; elle y éprouvait des douleurs très-vives ;
il en découlait une sanie d'une fétidité insup-
portable, et qui infectait sa chambre ; il s'y
joignait de temps à autre des hémorragies.
Je lui prescrivis des fomentations avec un gros
d'alcali volatil fluor dans une pinte d'eau ; les
douleurs cessèrent presque le même jour ; la
sanie fut bientôt moins abondante, et ne donnait aucune odeur ; les chairs de l'ulcère paraissaient d'une bonne nature, fournissaient un
pus blanc, assez lié. Madame Chabois reprit ses
forces, sa gaieté ordinaire ; elle sortait pour va-
quer à ses affaires. J'avoue que, pendant quelques jours, je crus à sa guérison ; mais tout se
borna au bien-être que lui procuraient les fomentations alcalines : elle les continua avec le
même succès plusieurs années. Elle est morte
d'une attaque d'apoplexie.

Je pourrais citer une observation analogue
à la précédente ; mais je crois inutile de la
rapporter.

UTILITÉ
DES VAPEURS HUMIDES
DANS QUELQUES MALADIES.

Les bains de vapeurs humides ont été justement préconisés dès la plus haute antiquité. Si ce moyen thérapeutique a été négligé en France dans les siècles précédens, nos contemporains en ont reconnu l'utilité. Plusieurs ont inventé différentes machines plus ou moins ingénieuses pour remplir le but qu'ils se proposaient, et s'ils n'ont pas toujours obtenu le succès qu'ils en espéraient, c'est que, d'après la construction de ces appareils, les malades ne peuvent résister, pendant un temps suffisant, à l'influence des vapeurs auxquelles ils sont soumis. Il en est cependant de ce moyen médical, comme en général de tous les autres, il faut qu'il soit soutenu assez long-temps pour qu'il opère complètement. C'est pour remplir cette indication nécessaire que M. le docteur Double, à l'exemple de Cullen, de Bosquillon, etc., fait envelopper constamment, dans quelques maladies graves, les jambes et les cuisses des

malades avec des cataplasmes émolliens, con-
venablement renouvelés. Souvent aussi j'ai
prescrit, avec un grand succès (pour les enfans surtout auxquels il est si difficile de faire
prendre des remèdes) l'usage des fomentations
prolongées sur les mêmes parties, avec des fla-
nelles trempées dans de l'eau de mauve chaude,
dans laquelle je faisais mêler, selon les cas, un
peu de moutarde en poudre. Les peaux de
moutons fraîchement écorchés, et renouvelées
à temps, dont on enveloppe les malades, quelquefois même plusieurs jours de suite, produisent un effet également salutaire ; j'en ai pour
exemple un sujet âgé de 50 ans, et gravement
affecté d'une gastrique causée par un froid humide auquel il s'était exposé. Ginnanini a guéri
dans certains cas des affections rhumatismales,
en faisant rester les malades plusieurs heures
dans un bain chaud. J'ai plusieurs fois reconnu
qu'un bain domestique, pris pendant deux
heures, opérait mieux que six bains d'une
heure pris chaque jour.

Une demoiselle resta, d'après mon avis, six
heures consécutives dans un bain tiède. Elle
fut guérie de douleurs d'estomac qui la tour-
mentaient cruellement depuis quelque temps.

Si, dans les cas que je me borne à citer, les
médecins n'eussent insisté sur l'application réi-

térée des cataplasmes, etc., pense-t-on qu'ils en auraient retiré les bienfaits qu'ils s'en promettaient?

L'on ne peut pas toujours disposer à souhait des vapeurs que l'on prescrit, soit à cause de la position dans laquelle le malade est obligé de se tenir, soit à cause des substances que ces vapeurs tiennent en dissolution, etc.; et c'est surtout alors qu'elles ne sont pas toujours efficaces, ou que le bien-être des malades n'est que momentané, ainsi que le prouve l'expérience; mais il en est dont on peut user, pour ainsi dire, à discrétion, sans gêne, sans fatigue pour les malades : tel est l'appareil à vapeurs dont se sert M. le docteur Chaussier à l'hospice de la Maternité (1). Quoiqu'il soit encore peu en usage, on peut en retirer les plus fréquens bienfaits.

Ces vapeurs, dirigées dans la chambre des malades, opèrent également bien dans quelques affections morbides. Des observations, tirées de ma pratique, aideront à le prouver.

Il y a plus de trente ans que mon épouse sortit à la fin du mois de novembre, vers les cinq heures du soir, pour faire une visite in-

____

(1) Voyez *Dict. des Sciences médic.*, au mot *Bain*, par M. Hallé.

dispensable;

dispensable; le temps était froid, la ville remplie de brouillards ; elle rentra à sept heures,
et eut beaucoup de peine à se rendre à la maison. Elle avait des frissons, les membres comme
brisés, une constriction à la gorge, de l'oppression, une petite toux sèche et fréquente,
quelques douleurs vagues à la poitrine; sa peau
était froide, le pouls petit et à peine sensible.
Je prévoyais une maladie qui pouvait devenir
longue et même dangereuse, vu la faible constitution de mon épouse. Ne connaissant aucun
moyen pour faire avorter cette maladie, je me
décidai promptement à faire construire une
machine fumigatoire, dont l'idée m'était venue
depuis quelque temps : elle était composée d'un
tuyau de fer-blanc d'environ cinq pieds de longueur et d'un pouce de diamètre ; une extrémité de ce tuyau était terminée par un enton-
noir soudé à angle obtu et destiné à servir de
couvercle à un grand coquemar de fer-blanc.
Je fis remplir ce vase d'eau, et y ajoutai une
poignée de fleurs béchiques ; on le plaça sous
la cheminée, sur un réchaud plein de charbons
ardens ; l'autre extrémité du tuyau fut soutenue
par un ruban à la tablette de la cheminée. J'a-
joutais de l'eau, quand il s'en était évaporé une
certaine quantité, par un trou pratiqué au couvercle, et que je bouchai avec du liége. Mon

épouse couchée, la chambre (qui était petite)
fut bientôt remplie de vapeurs qui ne nous fa-
tiguaient nullement, et dont l'odeur nous était
agréable. Bientôt mon épouse se sentit dans un
bien-être dont elle se félicitait; sa peau devint
moite et chaude, le pouls se releva sans être
agité. Dans le courant de la première heure,
point de constriction à la gorge, point de toux,
ni douleur à la poitrine, ni oppression ; elle
s'endormit à la fin de la deuxième heure, après
avoir pris un bouillon, et ayant une petite sueur
générale et non fatigante. A son réveil, elle assura avec joie qu'elle était guérie, et sa joie ne
fut pas troublée par la suite. Les fumigations
furent soutenues pendant quatre heures, sans
que la transpiration fût plus abondante.

M. Duclos, âgé de 55 ans, d'une forte constitution, s'assit à l'ombre dans le mois de mai,
vers les quatre heures du soir, sur un banc de
gazon ; la journée était belle, mais il avait un
peu plu la nuit précédente. Il ressentit, pendant
qu'il lisait les journaux, des frissons qui par-
couraient alternativement toutes les parties de
son corps ; il eut de la peine à se lever, parce
que ses membres étaient comme engourdis, et
qu'il éprouvait une douleur au bas du dos; il
se coucha. Sa maladie faisant des progrès, je
fus appelé le lendemain : je le vis à six heures

du soir ; ses yeux paraissaient fatigués, sa respiration courte et irrégulière ; il avait une petite toux sèche qui augmentait une douleur sus-orbitaire dont il était affecté, la peau sèche, le pouls petit, dur et prompt ; la langue blanchâtre. Il eut bientôt à sa disposition la machine fumigatoire que je viens de décrire ; il en fit usage : l'on mit dans le coquemar de l'eau et des fleurs de bouillon blanc. Je fis mettre en même temps, au bas du dos, une vessie de cochon remplie d'eau chaude ; elle fut renouvelée au bout de trois heures. Dans la première demi-heure de fumigations, l'état de M. Duclos était déjà amélioré ; sa toux était un peu humectée et plus facile, le mal de tête plus supportable, la peau d'une chaleur douce et moite, le pouls plus ample, la respiration moins pénible. Les fumigations furent continuées toute la nuit, avec plus ou moins d'activité, et au désir du malade. A la moiteur succéda une transpiration très-abondante, provoquée sans doute aussi par la vessie maintenue au bas des lombes, et par quelques verrées d'infusions de violettes qu'il buvait de temps en temps, quoiqu'il ne fût pas altéré. Les symptômes morbides se dissipèrent ainsi peu à peu : à six heures du matin, M. Duclos était bien ; il fit cesser les fumigations, prit un bouillon, et eut un sommeil tranquille de plu-

3.

sieurs heures, quoique la transpiration se soutint toujours. A son réveil, il changea de linge et de lit ; la sueur, cessant peu à peu, il se leva à midi. Je lui fis prendre une camisole et des caleçons de flanelle qu'il avait quittés depuis quelques jours ; il était faible, mais en pleine convalescence ; quelques soins hygiéniques suffirent pour l'entier rétablissement de sa santé.

Alphonse Bauduin, âgé de trois ans, s'amusait dans le mois de septembre, vers les sept heures du soir, à Champ-Vert, sur une galerie placée à mi-coteau, et ouverte à tous les vents : celui du nord soufflait et la traversait sans obstacle. Alphonse y fut saisi par le froid. En rentrant dans la maison, il se plaignait d'un mal de gorge, avait une toux prolongée, et ne put dormir de toute la nuit. Je fus appelé ; j'étais auprès de lui à cinq heures du matin. Alphonse, assis dans son lit, tenait toujours sa tête un peu renversée, se frottait souvent la partie antérieure du cou, comme pour se débarrasser de quelque chose qui l'incommodait. Il avait une toux sèche, fréquente, un peu d'oppression quand il parlait ; de temps à autre il faisait une grande inspiration parfois sifflante, comme dans un accès de coqueluche ; la peau était froide, le pouls petit et comprimé. J'ordonnai différens remèdes ; mais cet enfant, violent et entété, se mettait dans une si grande colère lorsqu'on voulait les lui administrer, que son visage devenait violet : l'on ne pouvait insister sans danger. Alors j'eus recours à la machine fumigatoire; elle fut bientôt faite et mise de suite en action. Au bout d'une heure, Alphonse ne toussait plus, ni ne portait la main à son cou; sa respiration était libre, sa peau humectée, son pouls plein et bien développé. On soutint les vapeurs pendant trois heures; alors on lui donna quelques cuillerées de riz qu'il demandait avec instance, puis il s'endormit. La sueur, quoique légère, se soutint pendant son sommeil. A son réveil il était gai, demanda à manger; il fut obligé de se contenter d'une légère soupe; il entra en convalescence.

Lorsque M. le docteur Chaussier prescrit les fumigations humides à l'hospice de la Maternité, l'on introduit l'extrémité libre du tuyau dans le lit des malades, les couvertures relevées par des cerceaux, la bouilloire mise sur un fourneau; il obtient les plus heureux succès de ces fumigations dans différentes affections morbides, comme dans la péritonite, et diverses autres maladies qui surviennent pendant les couches, ou à leur suite, lorsqu'elles dépendent essentiellement du défaut de l'exhalation cutanée, telles que des douleurs intestinales, des diarrhées séreuses, l'oppression, la dyspénée, et aussi à la fin de certaines maladies, comme la rougeole, la scarlatine, lorsque la peau ne conserve pas l'état de moiteur favorable à la terminaison de la maladie.

Ces fumigations aqueuses, dirigées d'après la méthode de M. Chaussier, remplaceraient quelquefois avec avantage les cataplasmes, les fomentations, et peut-être les synapismes, etc., qui, dans ces cas, n'opèrent le plus souvent, comme le pensait Stoll, qu'en rendant à la peau la vitalité dont elle doit jouir dans l'état de santé.

M. le docteur Rapoux, dans son bel établissement, a guéri, par des bains de vapeurs aqueuses, des fièvres intermittentes qui avaient résisté au quina, et à d'autres remèdes propres à la cure de ces maladies.

L'empereur Auguste, sujet à des douleurs de sciatique qui le faisaient boîter, les faisait cesser en dirigeant sur la partie souffrante, après l'insolation dans le sable, des vapeurs humides, au moyen de roseaux percés dans leur longueur.

Mais dans le croup et dans les autres phlegmasies des voies aériennes, le mode de fumigations que j'ai employé, remplirait mieux l'indication qu'on doit se proposer; l'on aurait

le double avantage de porter le remède sur le
mal, et de provoquer une douce transpiration
qui aiderait à la cure de ces maladies.

Les fumigations aqueuses pourraient tenir
en suspension des substances aromatiques, ou
autres, lorsque le médecin le jugerait convenable. Celles faites avec une décoction de têtes
de pavot, calment, et guérissent même quelquefois ces toux sèches et fréquentes qui fati-
guent tant certains sujets lorsqu'ils sont en-
rhumés, etc.

Les médecins reconnaîtront, j'espère, le
bienfait de ces fumigations long-temps soutenues dans la chambre des malades, surtout
lorsqu'elle sera petite. Ils les préféreront à celles
qu'ils prescrivent quelquefois en faisant placer
sur les genoux un vase plein d'eau chaude,
dans l'intention de faire pénétrer dans la gorge,
dans les poumons, des émolliens propres à
modérer l'irritation morbide, la phlogose de
ces organes ; moyen qui ne peut être employé
que momentanément, et par conséquent peu
propre à remplir l'indication qu'ils se proposent.

FAUSSES GROSSESSES
NERVEUSES.

Je suis peut-être dans l'erreur, mais je crois qu'avant le Mémoire sur les fausses grossesses nerveuses que je fis publier dans un des numéros du journal de Médecine de Paris, rédigé par MM. les docteurs Roux, etc., aucun médecin n'avait écrit sur ce sujet. L'on connaissait, il est vrai, quelques faits de ce genre dont on a parlé vaguement, mais on ne les avait pas étudiés comme ils doivent l'être pour l'avancement de la science et l'instruction des jeunes médecins. Depuis la publication de ce Mémoire, M. le docteur Marc, dans son savant article *Grossesse*, du Dictionnaire des Sciences médicales, a traité ce sujet, comme beaucoup d'autres, avec autant de talent que d'érudition.

Je reproduis ici ce Mémoire avec de nouvelles observations.

I.re OBSERVATION.

Madame Tussot, quelque temps après une première couche, se soupçonna enceinte : ses

soupçons se changèrent en certitude pour elle,
lorsqu'elle vit ses seins engorgés, fournissant
une humeur laiteuse, et éprouvant dans le bas-
ventre des mouvemens semblables à ceux d'un
enfant. Elle me dit l'époque à laquelle elle devait accoucher : je la crus d'autant plus aisément qu'elle était déjà mère. Le temps d'accoucher étant passé, d'après son calcul, elle me dit
qu'elle avait sans doute senti bouger son enfant
à trois mois, puis à deux. Enfin un soir, pressée
par quelques légères douleurs, elle me fit appeler : elle perdait un peu en rouge, ainsi que
cela lui était arrivé presque tous les mois pendant sa prétendue grossesse. Je la visitai, et lui
déclarai qu'elle n'était pas enceinte. Surprise,
et ne pouvant me croire, elle reconnut pourtant son erreur, lorsque, par l'usage de quelques bains, la grosseur de son ventre disparut,
ainsi que tous les signes de grossesse qui l'a-
vaient trompée. Un an après, elle fit un second
enfant.

2.e OBSERVATION.

Je déclarai à madame Puissant, après neuf
mois d'une prétendue grossesse, qu'elle n'était
pas enceinte; elle avait déjà auprès d'elle sa
mère, sa garde-malade et la nourrice. Piquée
de ce que je lui dis, elle alla prier de suite un

de mes confrères de l'accoucher, en lui racontant ce qui s'était passé entre nous. Celui-ci, voyant la grosseur des seins de cette dame, l'humeur qui en découlait, le volume de son ventre, l'assura qu'elle accoucherait avant quinze jours. Il y a plus de trois ans que les quinze jours sont passés, et madame Puissant n'a pas encore accouché : au contraire, quelques bains domestiques que je lui ai fait prendre ont suffi pour faire dissiper tous les doutes sur sa grossesse.

Cette dame est morte d'un cancer au sein, plus de douze ans après cette prétendue grossesse : elle n'a jamais fait d'enfans.

3.e OBSERVATION.

Une demoiselle, tenant à une famille estimable, se croyant enceinte, déclara son état au jeune homme qui la fréquentait, et qui de suite prit la fuite. La mère de cette jeune personne, s'apercevant que les seins de sa fille prenaient plus de volume, que la partie de la chemise qui les couvrait était mouillée, que son ventre grossissait, conçut des soupçons et lui arracha avec peine l'aveu de sa faute. Cette mère éplorée, ainsi que son mari, se décidèrent à poursuivre juridiquement le jeune homme. Le juge de paix fit les premières formalités, et un chirurgien dressa procès-verbal confirmatif de la grossesse. Cette demoiselle venait me voir de temps à autre; je ne cessais de lui dire que son état était douteux, que ses parens avaient tort de faire de l'éclat avant d'être sûrs de sa position. A six, sept et huit mois, je l'assurai de nouveau qu'elle n'était pas enceinte; les mouvemens qu'elle sentait dans le bas-ventre, et les autres signes l'emportaient sur mon opinion. A cette époque, je rencontrai la mère de cette jeune personne; elle ne put s'empêcher de me parler de la cause de son chagrin. Je lui dis que j'étais au courant de tout; que sa demoiselle n'était certainement pas enceinte, et qu'il fallait cesser toute poursuite : elle me crut, et la suite lui a prouvé que j'avais raison. Six bains suffirent pour faire disparaître tous les signes de cette grossesse prétendue : elle les prit à l'époque où elle croyait accoucher.

4.e OBSERVATION.

La femme G......; mère de trois enfans, crut être au moment d'accoucher d'un quatrième; elle ressentait de loin en loin de petites douleurs utérines, et elle perdait un peu en rouge. Elle fit appeler une sage-femme qui passa toute la nuit à gorger sa patiente de café, de liqueurs. A chaque instant elle introduisait son doigt dans le vagin, pour rappeler les douleurs qui avaient bientôt cessé. A huit heures du matin, elle alla déjeûner chez elle, en assurant qu'à son retour elle terminerait l'accouchement. L'on saisit son absence pour m'envoyer chercher : je reconnus une fausse grossesse nerveuse, que quelques bains domestiques firent disparaître.

5.e OBSERVATION.

Madame S..... était dans le même cas, il y a quelques années. Je prouvai à son beau-frère, qui exerce avec distinction la médecine dans une commune près de Lyon, qu'elle n'avait qu'une fausse grossesse nerveuse : les bains la firent cesser. Cette dame n'a jamais fait d'enfans.

Ce n'est pas seulement chez la femme que les fausses grossesses nerveuses ont lieu quelquefois; les femelles de certains animaux y sont aussi sujettes.

6.e OBSERVATION.

Les demoiselles Bérard avaient une chienne de moyenne grosseur, qu'elles appelaient Brunette. Cette chienne avait déjà mis bas plusieurs portées, lorsqu'elle courut les chiens de nouveau : son ventre grossit peu à peu, ses mamelles se remplirent de lait. Quand elle était couchée sur le côté, on voyait dans son ventre des mouvemens prononcés ; vers le temps où elle devait mettre bas, son ventre était très-volumineux, et l'on vit un soir qu'elle faisait de temps en temps des efforts comme pour mettre bas. Les demoiselles Bérard, qui aimaient beaucoup cet animal, la mirent sur son chenil. Le lendemain matin, elles ne furent pas peu surprises de voir le ventre de Brunette de la grosseur ordinaire, point de petits chiens dans son chenil ni ailleurs, et cette chienne les demandant avec empressement à ses maîtresses. Je l'ai vue plusieurs jours de suite ; elle prenait toutes sortes de positions sur sa couche, comme pour faciliter l'allaitement de ses petits ; elle cherchait à mordre tous les étrangers qui s'approchaient d'elle, dans la crainte qu'on ne les lui prît ; ensuite elle criait et demandait ses petits. Cette comédie a duré environ quatre jours ; elle a eu depuis plusieurs portées.

7.ᵉ OBSERVATION.

J'avais une chatte qui avait fait plusieurs fois des petits : elle avait environ huit ans, lorsqu'elle cria les chats d'une manière si importune, que je me décidai à faire entrer chez moi un matou du voisinage, parce que cette chatte ne sortait jamais de mon appartement. Le lendemain matin je le congédiai. Le ventre de cette chatte grossit peu à peu ; il était très-volumineux dans le temps où elle devait chatter ; elle vomissait quelquefois, et avait des caprices singuliers pour les alimens, ainsi que pendant ses précédentes portées. Un soir, couchée sur son ventre, nous nous aperçûmes bientôt qu'elle faisait des efforts comme pour mettre bas : on voyait ses flancs rentrer par moment en dedans ; elle souffrait réellement. Le lendemain, je la trouvai sur son chenil, me demandant ses petits (la grosseur de son ventre n'existait plus) ; je les cherchai vainement. Je prêtai une oreille attentive pour savoir si je les entendrais crier ; je n'entendis et ne vis rien que trois à quatre gouttes de sang sur son grabat. Elle y resta deux jours, demandant sans cesse ses petits à ceux qui passaient devant elle. Ses mamelles étaient pleines de lait ; elle reprit bientôt ses habitudes ordinaires.

8.e OBSERVATION.

Un de mes parens avait à la campagne une belle vache ; il la croyait pleine, et se proposait de garder le veau qu'elle ferait. A six mois la bergère doutait de l'état de cette vache ; à sept et huit mois ses soupçons étaient plus prononcés. Son ventre était très-gros, mais mou dans toute son étendue ; à neuf mois environ ce volume du ventre cessa presque subitement. Quelque temps après, on l'approcha d'un taureau ; elle conçut et mis bas une belle génisse.

D'après les observations que je viens de rapporter, dans ce genre de fausse grossesse dont quelques femmes sont affectées, les seins deviennent plus volumineux, une humeur séreuse en découle le plus souvent, le ventre prend peu à peu un accroissement qui en impose ; mais il est en général plus volumineux que dans une grossesse naturelle, également arrondi sur les flancs, et dans toute son étendue si mou, qu'on peut le presser dans tous les sens sans causer à la femme une impression douloureuse. Dans cet état, elle est plus ou moins bien réglée ; il m'a paru que la matrice était d'un volume un peu plus grand que dans son état de vacuité. Le museau de tanche a la forme, l'étendue et la position de celui d'une femme non enceinte. Les bains font cesser cet état de fausse grossesse, surtout quand on les prend à neuf mois environ, temps déterminé par la nature pour l'accouchement.

Madame N.... prit des bains à six mois d'une fausse grossesse nerveuse, mais sans succès ; il est vrai qu'à neuf mois tout se dissipa sans remède.

Une autre dame, qui avait fait plusieurs enfans, et qui était âgée de 40 ans, éprouvait depuis plus d'un an de prétendus mouvemens d'enfans; elle ne voulut pas se soumettre à prendre des bains, persuadée de sa grossesse. Je n'ai pu la suivre plus long-temps, l'ayant perdue de vue.

J'ai quelquefois entendu dire, et des auteurs même ont prétendu que des femmes avaient porté leur enfant plus d'un an. Si cela est vrai, ces femmes auraient - elles conçu pendant qu'elles étaient affectées d'une fausse grossesse nerveuse?

J'ai accouché une boulangère de son cinquième enfant; elle était persuadée qu'elle le portait depuis plus de quatorze mois.

Quelle est la cause de cette fausse grossesse? D'après les recherches que j'ai pu faire, les femmes et les femelles des animaux qui n'usent pas du coït sont exemptes de cette maladie. Je présume qu'alors le fluide séminal fait éprouver à la matrice, dans l'acte conjugal, une sorte d'ébranlement qui se propage à toutes les parties qui doivent, d'après les lois de la nature, concourir à la nourriture du fétus. Je pourrais peut-être comparer cet état à une

horloge

horloge qui serait montée, et qui marcherait en donnant le mouvement au balancier.

L'on m'objectera peut-être que, puisqu'en général les sujets dont je viens de citer les observations, ont éprouvé des contractions utérines à l'époque désignée par la nature pour la parturition, il est probable que la matrice contenait alors quelque chose qui déterminait ces contractions. Je répondrai que dans les grossesses extra-utérines, l'utérus exerce aussi des contractions, lorsque la nature travaille à la délivrance, quoique cet organe ne contienne rien dans sa cavité.

L'on pourrait me faire d'autres objections ; mais le lecteur y répondra facilement, je l'espère, après quelques réflexions. Au reste, les connaissances sur la physiologie pathologique ne sont pas assez étendues pour pouvoir tout expliquer de manière à satisfaire ceux qui ne se contentent pas d'hypothèses.

RETENTIONS D'URINE.

Les rétentions d'urine auxquelles les vieillards sont sujets ont quelquefois pour cause des varices formées dans l'intérieur de la vessie, ou autour du sphincter de cet organe. Je crois avoir reconnu que ces varices peuvent être quelquefois causées par l'usage d'un mauvais bandage qui comprime fortement et long-temps les vaisseaux du pli de l'aine. J'ai été plus d'une fois dans le cas de sonder de pauvres vieillards affectés de rétention d'urine, et même de pomper les caillots de sang qui en empêchaient l'émission : ils portaient des bandages de fer brut dont la pelote avait fait une impression profonde au pli de l'aine. En leur procurant les moyens d'avoir un bandage élastique, cette dépression était, au bout de quelque temps, bien moins profonde, et ces malheureux avaient des rétentions d'urine plus rares. Je ne rapporterai qu'une observation, qui me semble confirmer l'opinion que j'ai sur ce sujet.

Galbi, passementier, avait depuis plusieurs années, et de temps à autre, de la difficulté à uriner, et perdait quelquefois du sang par la verge, dans les efforts qu'il faisait pour remplir cette fonction. Le 15 juin 1794, il eut par cette voie un écoulement de sang considérable ; il me fit prier de passer chez lui de suite. A mon arrivée le sang cessait de couler ; il me dit que cet accident lui arrivait assez souvent, mais que ce dernier l'avait effrayé.

Galbi, âgé d'environ 60 ans, d'une forte constitution, portait depuis long-temps un bandage de fer non élastique ; il avait en outre un varicocèle du côté droit, côté de sa hernie inguinale. Je lui fis quitter ce bandage, et mettre des sangsues aux plis des cuisses ; il prit des bains froids toute la belle saison, se procura un bandage convenable, et pendant deux ans que j'ai eu l'occasion de le voir, il n'a éprouvé aucune difficulté à uriner ; il ne négligeait pas de s'appliquer quelques sangsues, tous les quatre mois environ, sur la partie même où reposait la pelote de son bandage.

Ces sujets n'ont jamais eu de maladies dans le canal de l'urètre, ni d'hémorroïdes.

———

4.

UTILITÉ DU PAVOT CORNU.

Sur l'emploi à l'extérieur des feuilles du Pavot cornu, vulgairement Glaucier jaune (Chelidonium luteum, L.).

L'APPLICATION topique d'une solution aqueuse d'extrait d'opium, sur les plaies récentes faites par lacération, contusion ou érosion, avant que la période inflammatoire ait commencé à se manifester, a eu, dans les mains de M. Bégin, le plus heureux succès. Cette solution a eu pour effet constant de diminuer immédiatement la douleur, et de modérer l'inflammation.

J'ai eu le mois dernier, septembre 1829, une preuve bien frappante du bienfait de ce narcotique.

Mademoiselle A. Ch....., âgée d'environ 40 ans, s'était piquée avec une aiguille, près de l'ongle, le doigt indicateur de la main gauche; le troisième jour elle est venue me consulter : ce doigt était engorgé et d'un rouge vif dans toute son étendue. Cette demoiselle y éprouvait des douleurs très-intenses, surtout autour

de la piqûre. Je lui ai fait envelopper toute la
partie malade avec des compresses trempées
dans le laudanum liquide, en lui prescrivant
de les mouiller de la même liqueur dès qu'elles
seraient à peu près sèches. Elle a suivi constamment mon ordonnance. La douleur a cessé
promptement, puis l'inflammation. En moins
de trente-six heures, mademoiselle Ch...... était
parfaitement guérie, et d'autant plus contente,
qu'elle put se livrer à un travail qui lui était
nécessaire.

L'application topique des feuilles du glaucier
jaune, dans les plaies et les contusions récentes, opère le même bien, lorsqu'elles sont pilées avec quelques gouttes d'huile d'olive.

Ire OBSERVATION.

Mon neveu, M. G....., négociant, âgé de 43
ans, d'une bonne constitution, d'un embon-
point prononcé, se fit, avec une serpette, une
plaie sur les muscles adducteurs du pouce de
la main gauche. Le sang coula abondamment;
il ne put l'arrêter qu'en tenant pendant quelque
temps la main dans une source d'eau froide.
Un jardinier qui se trouva là, lui avait dit plusieurs fois qu'il connaissait une plante merveil-
leuse pour la guérison des coupures ; c'était
des feuilles de pavôt cornu, *chelidonium lu-*

teum L. Il lui indiqua en même temps la manière de l'employer. Je vis cette plaie le quatrième jour; elle était profonde, avait au moins six lignes d'étendue; les bords en étaient écartés : cependant il n'y avait ni rougeur, ni engorgement, et le malade n'y éprouvait aucune douleur; ce qui eut lieu jusqu'à la guérison. M. G..... renouvelait en ma présence le pansement à peu près toutes les vingt-quatre heures. La plaie fut parfaitement cicatrisée dans l'espace de dix jours, sans accident quelconque, comme je viens de le dire, et presque sans suppuration.

2.ᵉ OBSERVATION.

L'été dernier, pendant la nuit, j'enfonçai mon pied dans un trou profond, qui n'était en partie recouvert que par une planche; en me retirant pour ne pas tomber, je me fis une forte contusion vers la partie moyenne du tibia. A l'instant il s'y forma un engorgement considérable, que je tâchai de borner par un bandage compressif fait avec mon mouchoir. Le lendemain matin, en mettant le pied à terre, la jambe me paraissait peser cent livres; l'engorgement était toujours considérable. Il y avait sur la crête du tibia une excoriation de plus de deux pouces d'étendue; je me hâtai d'envoyer chercher des feuilles de pavot cornu; je les fis préparer selon l'indication; j'en recouvris la plaie et tous les environs; je renouvelai le pansement toutes les vingt-quatre heures. L'écorchure fut guérie en moins de quatre jours, sans inflammation dans son pourtour, et le huitième jour l'engorgement était totalement dissipé. Une ecchymose, qui occupait la partie inférieure de la jambe et tout le pied, se dissipa peu à peu sans application.

Pendant que je fis usage des feuilles de pavot cornu, je n'éprouvai de légères douleurs momentanées que lorsque je restais debout pendant quelque temps.

3.ᵉ OBSERVATION.

Le 12 avril de l'année 1824, madame Muriat, âgée de 60 ans, d'une bonne constitution, mais ayant depuis quelque temps les jambes engorgées le soir, reçut un coup au talon par le choc d'une porte que le vent poussa fortement; elle éprouva dans la partie frappée une douleur très-vive. Je fus appelé le lendemain : il y avait au milieu du talon une plaque noire de l'étendue et de la forme d'une pièce de quinze sous. Cette blessure imitait une escare superficielle qui aurait été faite par une pierre à cautère. Je prescrivis des bains de pied et l'application de cataplasmes émolliens, ainsi que le repos du lit. Le troisième jour, l'escare se détacha, et la plaie qu'il recouvrait était d'un rouge brun; il y avait tout autour une inflammation, qui tous les jours faisait des progrès et était parsemée de boutons blancs; la malade ne pouvait marcher sans augmenter la douleur, qui était plus vive cependant la nuit que dans la journée. Le sixième jour, je me décidai à faire appliquer sur cette blessure des feuilles de pavot cornu; on en trouva qui étaient encore très-petites : les douleurs ne tardèrent pas à cesser pour ne plus revenir. L'inflammation se dissipa promptement, et lorsque je revis la malade le huitième jour, elle était parfaitement guérie.

L'usage du glaucier dans le traitement des plaies, l'a fait jouir d'une réputation justement acquise. Valmont Bomare a dit dans son Dictionnaire d'Histoire naturelle : « Garidel rapporte qu'en Provence les paysans se servent de ces feuilles pilées, pour déterger les ulcères qui succèdent aux contusions et aux écorchures des bêtes de charge, notamment les enflures et engorgemens dans les jambes des chevaux, qui proviennent de foulure; quelque grosses et dures qu'elles soient, le suc de cette plante les guérit infailliblement, pourvu que le mal ne soit pas trop invétéré. »

4.ᵉ OBSERVATION.

Une dame mit au bras gauche de son enfant, âgé d'environ 18 mois, un vésicatoire de l'é-tendue d'un petit écu. Le troisième jour, cet exutoire, bien inutile, faisait cruellement souf-frir le petit malade. La plaie était d'un rouge vif, et ne fournissait aucune suppuration : je la fis couvrir de feuilles de pavot cornu. L'enfant fut promptement calmé; il dormit plu-sieurs heures, ce dont il avait grand besoin : le lendemain je trouvai la plaie parfaitement guérie.

5.ᵉ OBSERVATION.

Madame Martin, âgée de 48 ans environ, petite, grosse, ayant la peau blanche, avait depuis deux jours une forte oppression de poi-trine, la figure très-colorée, etc., par suite d'un retard ou suppression de ses règles; elle ne voulut absolument pas me permettre de lui faire une saignée avec la lancette; mais elle consentit à se laisser poser huit sangsues au bras gauche. Le lendemain, rougeur au pour-tour des piqûres; le deuxième jour, inflamma-tion du bras, douleur vive; *cataplasme émol-lient.* Le troisième jour, engorgement tel que la malade ne peut soulever le bras; il en est de même le quatrième jour : le cinquième, l'on met sur les plaies des feuilles de pavot cornu; les douleurs cessent promptement, l'inflammation, l'engorgement se dissipent avec une rapidité étonnante. Une deuxième application de ces feuilles, faite au bout d'environ vingt-quatre heures, acheva la guérison.

6.e OBSERVATION.

A Neuville (Rhône), la fille Frécon, âgée de 10 ans, fut mordue à la joue gauche, par un chien de basse-cour, dans le courant du mois d'août dernier (1829). M. G....., qui fait le sujet de ma première observation, à qui ce chien appartient, se hâta d'appliquer sur cette blessure des feuilles de pavot cornu, qu'il a soin de faire cultiver dans son jardin. J'ai vu cet enfant le quatrième jour de son accident; la plaie était transversale, près de la paupière inférieure, de huit lignes environ d'étendue, et de deux vers son milieu. Il n'y avait ni rougeur, ni engorgement au pourtour de cette plaie; on voyait facilement vers sa partie inférieure l'empreinte des dents du chien, et aussi un commencement de cicatrice dans toute l'étendue des bords de la blessure. Je revis cet enfant cinq jours après : la cicatrice était tellement avancée, que je décidai la mère de cette enfant à la couvrir simplement d'une petite bandelette de toile de diapalme. La malade m'a assuré qu'elle n'avait pas souffert un seul instant.

L'effet des feuilles de pavot cornu, mises en application sur les blessures, dérive-t-il du même principe que celui de la solution aqueuse d'opium? Je ne le crois pas. Ces jours derniers (octobre 1829), j'ai remis à M. G....., pharmacien et chimiste distingué, environ demi-livre de feuilles et tiges de glaucier jaune, en le priant d'en faire l'analyse. Il l'a faite avec toute l'intelligence dont il est capable, et n'a pu découvrir un seul atôme de morphine.

Si, comme il y a lieu de le croire, il n'existe point de morphine dans le glaucier jaune, quelle est donc la nature de son suc, car c'est un calmant dont on ne saurait douter? Je l'ignore. Mais comme, dans les campagnes surtout, l'on n'a pas sous sa main des préparations opiacées, et que cette plante peut les remplacer comme topique, il serait peut-être nécessaire que les Sociétés d'agriculture en fissent connaître la propriété, et recommandassent de la cultiver. Légèrement pilée ou froissée entre les doigts, elle opère aussi bien que si on y ajoutait de l'huile ; ainsi que je l'ai reconnu dans mes expériences, et particulièrement chez la fille Frécon dont je viens de parler.

L'on sait, et j'ai reconnu que des compresses imbibées d'eau, mises en application sur des blessures, sont un topique très-salutaire. Cette eau, que l'on emploie froide ou chaude, selon les circonstances, calme la douleur, modère l'inflammation des grandes plaies, et hâte ainsi leur guérison; elle guérit promptement celles qui sont petites, superficielles : mais les pansemens doivent être renouvelés souvent; le froid que l'eau fait éprouver à la partie sur laquelle elle est appliquée, peut nuire au malade, comme lorsque la plaie est au visage, etc. Il vaut donc mieux, autant qu'on le peut, employer comme topique les feuilles du glaucier jaune, qui ne présente aucun de ces inconvéniens.

CAS RARES.

Hydrocéphale interne terminée heureusement.

THÉODORE M....., âgé de cinq ans, d'une bonne constitution, d'un caractère vif, tombe malade le 3o ventôse an 1o. Le 1.er germinal je fus appelé. Je lui trouvai de la fièvre, la langue sale, sèche; la peau aride, le bas-ventre tendu, une diarrhée bilieuse.

Troisième jour de sa maladie; il avait eu la nuit précédente des frissons, il n'avait pas dormi; je lui trouvai plus de fièvre que la veille; il reprit des frissons dans l'après-dîner; la langue et le bas-ventre étaient dans le même état.

Quatrième jour; frissons suivis de fièvre dans la matinée et vers les quatre heures du soir; même état que les jours précédens.

Cinquième jour; fièvre toute la nuit, frissons à six heures du matin jusqu'à sept; autres à trois heures, altération, coliques, diarrhée abondante, urines crues, langue sale et toujours sèche.

(62)

Le 1.er septénaire s'est ainsi passé avec des
alternatives irrégulières de frissons et de fièvre plus ou moins prolongés, suivies des autres accidens désignés ci-dessus.

Des boissons tempérantes, des fomentations
et des lavemens émolliens ont été administrés;
quelques cuillerées de panure cuite dans l'eau,
et aiguisée d'un peu de sel, faisaient toute sa
nourriture.

Même état les premiers jours du deuxième
septénaire; il eut le dixième un peu de moiteur qui s'est soutenue jusqu'à la fin de la
maladie. A cette époque, les accès de fièvre
sont devenus plus réguliers; il avait quelques
momens de sommeil; la langue humectée se
dépouillait, le bas-ventre était souple, sans
douleur ; la diarrhée diminuait, les urines
étaient plus colorées.

De légers minoratifs; quelques cuillerées,
chaque jour, de sirop de quina jaune (l'enfant
étant faible); des fomentations sur le bas-
ventre d'infusion de camomille romaine, des
lavemens de décoction de son, un peu de ti-
sane vineuse sont les remèdes dont il a fait
usage dans ce deuxième septénaire.

Au commencement du troisième, la fièvre
n'était sensible que le soir; le bas-ventre était
en bon état, la diarrhée diminuait chaque

jour, l'enfant dormait; il prenait avec plaisir quelques alimens, ses forces revenaient.

Vers le milieu de ce troisième septénaire, sa maladie était presque terminée, lorsque le dix-huitième jour on s'aperçut que Théodore était dur d'oreilles, et qu'il éprouvait de la difficulté à parler.

Le 19.ᵉ, surdité et difficulté à parler plus marquée; vésicatoire derrière le cou, lavement d'eau tiède, aiguisé avec une cuillerée à bouche de vinaigre (la diarrhée avait cessé); la peau était toujours moite, le pouls petit, irrégulier; la langue blanche.

Le 20.ᵉ, surdité et perte absolue de la parole; les yeux se troublent, il ne peut distinguer ai-sément les objets; quand on lui donne quelque chose à la main, il a peine à le retenir; la plaie du vésicatoire est très-pâle. Quinze grains de jalap en poudre, et quatre grains de calo-melas dans une once de sirop de chicorée composé.

Le 21.ᵉ, le purgatif de la veille l'avait fait beaucoup évacuer; ses yeux paraissent plus gros; ils sont louches, les prunelles sont dila-tées; il ne distingue plus les objets; il ne peut supporter sa tête; il pousse des cris de temps en temps. Vésicatoires aux bras, lavement avec la décoction de deux gros de follicules de séné et une once de miel.

Le 22.ᵉ, les plaies des vésicatoires sont très-pâles; la vue est absolument nulle; les yeux sont si saillans que les paupières ont peine à les recouvrir; les prunelles sont comme enfoncées dans les orbites du côté du nez; les cris sont plus fréquens; point de sommeil; Théodore est très-agité. Promener la moutarde sur les extrémités inférieures; potion calmante, dont le sirop diacode fait la base.

Le 23.ᵉ, les cris, les agitations sont presque continuels; on est obligé de mettre des coussins tout autour de son lit, dans la crainte qu'il ne se blesse, ses bras et ses jambes étant sans cesse en mouvement. Ces mouvemens sont causés par les douleurs que paraît éprouver l'enfant, et non par des convulsions. Mêmes remèdes que le 22.

Les 24.ᵉ, 25.ᵉ, 26.ᵉ, même état; les cris sont déchirans, les yeux deviennent chaque jour plus saillans, l'enfant n'est pas une minute en repos; les vésicatoires des bras suppurent bien; les plaies en sont rougeâtres: celui du cou ne donne plus. Un grain de camphre et deux de musc, donnés toutes les deux heures dans une cuillerée à bouche de sirop de valériane sauvage. Il prend ce mélange sans marquer aucune répugnance, preuve que le sentiment du goût et celui de l'odorat n'existent plus.

Les

Les 27.ᵉ, 28.ᵉ, 29.ᵉ, 30.ᵉ, 31.ᵉ, sans changement; il fait moins de mouvemens des bras, ces extrémités étant semi-paralysées; les vésicatoires suppurent bien; il va du ventre tous les jours, soit par l'usage des lavemens, soit par celui du calomelas dont il prenait quatre grains par jour.

Le 32.ᵉ, on croit apercevoir quelque légère amélioration dans son état. Quatre grains de calomelas et quinze grains de jalap dans une once de sirop de valériane sauvage.

Le 33.ᵉ, il semble être moins sourd; les cris, les agitations sont les mêmes; son nez était humecté, depuis le soir du 22, d'un peu de mucus. Sa mère me dit alors, qu'avant sa maladie, il était obligé de se moucher sans cesse; mais que dès l'instant que la fièvre a paru, cette évacuation ne paraissait plus.

Le 34.ᵉ, il entend; il ne peut répondre, parce qu'il ne peut prononcer; les cris, les agitations sont bien moins fatigans; les vésicatoires lui causent beaucoup de douleurs; l'écoulement des narines augmente.

Le 35.ᵉ, il ne veut prendre aucun remède; le sentiment du goût a reparu; abondant écoulement par les narines.

Le 36.ᵉ, le pouls qui, pendant tout le cours de cette maladie, a été petit, irrégulier, devient plus fort et approche du naturel; l'écoulement par le nez se soutient; le mucus, de couleur naturelle, de consistance légèrement glaireuse; le premier jour seulement il était aqueux et de couleur jaunâtre. Je lui mets un biscuit entre les doigts; il le porte contre sa bouche, mais il laisse tomber son bras et ne témoigne rien; je le lui remets entre les doigts, je lui aide à le porter à la bouche, il l'avale en glouton. Les vésicatoires des bras, quoique entretenus avec le cérat épipastique, suppurent très-peu.

Le 37.ᵉ, amélioration bien prononcée; mais il est toujours aveugle; cependant ses yeux ne sont plus saillans.

Le 38.ᵉ, Théodore semble distinguer la lumière; il se fait bien comprendre; il répète vingt fois la réponse à la question qu'on lui fait; il a dormi, il ne crie plus.

Le 39.ᵉ, il distingue les objets; il tient bien ce qu'il veut avec ses doigts; son nez fournit toujours beaucoup de mucus.

Le 46.ᵉ, il a repris parfaitement l'usage de tous ses sens; il est en pleine convalescence.

Depuis cette époque, il a joui d'une bonne santé. Cet enfant a de la mémoire, de l'intelligence; il promet beaucoup (1).

____

(1) Il est aujourd'hui père de famille et négociant distingué.

M. Gonnelle, médecin recommandable de cette ville, a vu ce malade dans le temps que son état paraissait le plus désespéré.

Pendant tout le cours de cette maladie, Théodore n'a pas eu de mouvemens convulsifs; il n'a jamais paru délirer; son visage était un peu plus pâle que dans son état naturel, et un peu bouffi; il n'a point rendu de vers; sa respiration a toujours été libre; il ne s'est jamais sali sous lui; on devinait ses besoins à certains mouvemens qu'il faisait; ses urines étaient semblables à celles d'une personne en santé : on le soutenait avec des crêmes de riz, d'orge, des soupes de panure, des gelées de pommes, etc.

On ne peut, je pense, se refuser à croire que Théodore M..... a été affecté d'une hydrocéphale interne (1).

Quelle est la cause primitive de cette hydrocéphale? Est-ce une suite de la fièvre rémittente dont cet enfant a été affecté, ainsi qu'on en voit des exemples dans les auteurs? Mais cette maladie a suivi toutes ses périodes régulièrement; les accidens ont cessé peu à peu,

---

(1) Les accidens qu'il a éprouvés sont en général les mêmes que ceux décrits par Baraillon. (*Société royale de Médecine*, 1784 *et* 1785).

5.

Théodore entrait en convalescence. Ne serait-ce pas plutôt la répercussion du mucus des narines dans l'intérieur du crâne? La crise faite par le nez semble confirmer cette opinion.

Théodore M..... ne doit donc, je crois, son existence qu'à la crise qui s'est faite par ses narines (1). Cette terminaison rare pourra peut-être, dans quelques cas, rassurer le médecin, ou l'empêcher au moins de désespérer absolument du salut de son malade.

Fracture causée par la seule contraction musculaire.

La fracture causée par une forte contraction musculaire, ne peut être révoquée en doute. Les auteurs en ont fourni des exemples, dont le savant M. Double a fait un intéressant rapprochement. Il est même plus aisé de concevoir, dans ce cas, la fracture des os longs, que celle des petits, tels que la rotule et le calcanéum dont Petit cite des exemples dans son Traité des maladies des os. Il me semble qu'en comparant l'élasticité des os longs avec celle des tendons, on se persuaderait plus dif-

---

(1) Baraillon cite un cas semblable arrivé chez un adulte, mais dont la crise par les narines ne s'est faite qu'après la mort du sujet.

ficilement que ces derniers puissent se rompre,
surtout le tendon d'Achille, si l'on n'en avait
journellement des exemples sous les yeux, et il
n'est pas surprenant que Petit ait eu à cet égard
des contradicteurs. J'ai un exemple de la rupture de ce tendon, qui prouve combien la contraction musculaire peut être forte chez certains
sujets.

M. Dufraisse, marchand tapissier à Lyon,
âgé d'environ 45 ans, grand, fort et vigou-
reux, fit enfoncer une planche en dansant sur
un parquet : son talon droit se trouva engagé
dans le trou ; il fit un effort pour le dégager ; il
réussit, mais en se rompant le tendon d'Achille.
M. Bouchet père fut appelé, et me pria de l'ac-
compagner. Il employa le bandage de Petit ;
il l'ôta au bout de cinq semaines environ,
alors le malade ayant le talon de son soulier
élevé, essayait de marcher dans sa chambre,
à l'aide de deux béquilles ; la béquille droite
glissa, et pour ne pas tomber, il fit un effort
pour se retenir, en appuyant fortement son
pied droit sur le sol ; il se rompit une deuxième
fois le tendon d'Achille, mais à deux pouces
au dessus de la première rupture. M. Thénance,
en l'absence de M. Bouchet et en ma présence,
appliqua de nouveau le bandage de Petit, et le
malade a guéri parfaitement.

Mais pour revenir à la fracture des os par suite d'une violente contraction des muscles, l'observation suivante confirme cette vérité.

Le 9 thermidor an VI., madame Duchamp, femme d'un marchand chapelier, demeurant à Lyon, place Grenouille, âgée de plus de 60 ans, d'une taille moyenne, très-grosse et très-pesante, traversait, pour se rendre chez elle, vers les dix heures du soir, la place des Célestins, remplie alors de fossés et de matériaux de constructions; elle marchait avec crainte, lorsqu'elle crut sentir un fossé sous son pied droit; elle fit un effort violent pour se retenir avec son talon, quoiqu'elle donnât le bras à son mari et à M. Perdrot qui l'accompagnaient. A l'instant elle sentit un craquement à la jambe droite; elle ne put aller plus avant. On la fit asseoir, et M. Perdrot vint me chercher. Je reconnus qu'il y avait fracture à la jambe; je la fis porter chez elle. Lorsqu'elle fut couchée, j'examinai de plus près son état : le tibia était fracturé vers son quart inférieur, et le péroné un peu plus haut; la jambe étant engorgée, je la mis dans une bonne position, et la fis fomenter toute la nuit avec de l'acétite de plomb, étendu dans de l'eau. Le lendemain matin, après m'être bien assuré de l'état de la fracture (les bouts fracturés étant à leurs places), je lui appliquai un bandage et un appareil convenables.

Madame Duchamp a été guérie dans le temps ordinaire; elle marchait avec un peu de peine, se servant, hors de chez elle, d'une petite canne qu'elle oubliait même quelquefois.

Bien sûrement madame Duchamp n'a heurté sa jambe contre quoi que ce soit, son pied n'a pas été engagé dans un trou, le sol présentant seulement, au moment de son accident, un plan légèrement incliné; elle n'est pas tombée, elle se tenait trop fortement aux bras des personnes qui l'accompagnaient; et il est bien constant qu'elle ne doit son accident qu'à l'effort qu'elle a fait pour se retenir, dans la persuasion où elle était qu'elle allait tomber dans un fossé.

Dent cariée.

Madame David, religieuse, âgée de 40 ans, éprouvait depuis quelques jours des douleurs vives, causées par la carie de la deuxième dent incisive gauche de la mâchoire supérieure; elle me pria d'en faire l'extraction. Jeune alors, je n'exerçais dans sa communauté que la partie chirurgicale de la médecine. La clef de Garengeot placée, je détournai la tête inconsidérément; l'instrument glissa sans que je m'en aperçusse, et je tirai la dent canine, au lieu de la deuxième dent incisive. Cette dame, non découragée, voulut que je lui arrachasse la dent cariée. Après l'opération, je replaçai la bonne dent dans son alvéole, espérant qu'elle y serait fixée, ainsi qu'on le soutenait à cette époque. Je quittai cette religieuse pour quelques momens ; de retour auprès d'elle, je ne fus pas peu surpris de la voir dans un fauteuil, affectée d'un tremblement général, comme si elle venait d'être saisie par le froid le plus rigoureux (nous étions au mois d'août). Je me hâtai de sortir cette dent ; le tremblement cessa presqu'à l'instant même. Je la replaçai dans son alvéole en l'enfonçant un peu moins ; de suite le tremblement se manifesta avec la même violence. Je sortis une seconde fois cette dent ; le tremblement cessa de suite. Cette dame, ainsi que moi, nous fûmes d'accord de ne pas faire une troisième tentative : cet accident n'eut aucune suite.

Corps étranger arrêté dans le canal de l'urètre.

M. M....., âgé de 34 ans, s'introduisait quelquefois dans le canal de l'urètre un crin de cheval plié en deux pour augmenter ses jouissances solitaires. Il m'a assuré depuis, que plusieurs fois il l'avait fait pénétrer jusque dans la vessie. Le 24 février 1792, il en avait fait pénétrer un fort avant, et ne put le retirer; il fit pendant plusieurs heures des efforts inutiles, et assez violens pour en rompre les deux extrémités jusque près de l'orifice du gland. Le lendemain, il me fit prier de passer chez lui. L'une des deux extrémités de ce crin dépassait de deux lignes au plus le gland; l'autre paraissait à peine. Je tirai le plus grand avec mes doigts, et la partie à laquelle l'anse du crin était fixée prêtait assez pour que je pusse l'allonger d'environ une ligne. Je ne fis pas d'autres tentatives, dans la crainte de le casser. La verge était déjà comme infiltrée, et une matière muqueuse coulait par le canal de l'urètre. Je fus quelques momens assez embarrassé pour trouver le moyen propre à extraire ce corps étranger; mais bientôt je me décidai à faire percer de part en part, et selon sa longueur, l'extrémité inférieure d'un cathéter d'acier, terminé par une espèce de petite olive. Je fis passer la grande extrémité de ce crin dans cette ouverture; je la dirigeai le long de la cannelure. J'introduisis l'instrument dans le canal de l'urètre, en tenant des doigts de la main gauche l'extrémité de ce crin que j'avais saisi avec des pinces; elle me servit de conducteur, sans être obligé de tenir la verge. Parvenu au col de la vessie, je sentis que c'était l'endroit où l'anse du crin était attachée; je fis faire au cathéter quelques légers mouvemens de rotation; je la dégageai aisément, et en fis l'extraction. Mon malade, bien content, prit avec vivacité la provision de crins dont il avait eu soin de se munir, et la jeta au feu; il ne survint aucun accident.

QUELQUES EXPÉRIENCES

QUI TENDENT A PROUVER

QUE LE SUC GASTRIQUE

est propre à dissoudre

LES CALCULS URINAIRES.

SENEBIER dit, dans les Considérations qu'il a mises à la tête de l'ouvrage de Spallanzani, sur la digestion, qu'un des élèves de ce célèbre naturaliste a fait fondre des calculs urinaires avec le suc gastrique. Il nous laisse ignorer sur quel sujet cet élève a pris le suc gastrique; si, comme cela paraît vraisemblable, il l'a renouvelé plusieurs fois; le temps qui lui a été nécessaire pour terminer chaque expérience, etc., etc. Malgré ce silence, j'ai essayé de faire quelques tentatives à cet égard, sans pouvoir les réitérer, comme je l'aurais désiré. Quelqu'imparfaites qu'elles soient, elles engageront peut-être les savans, qui auront à leur disposition différens animaux, à s'occuper de ce sujet, si, comme moi, ils ne sont pas guidés par un simple esprit de curiosité.

Dans le courant du mois de mai 1827, M. Regnard, professeur à l'École royale vétérinaire de Lyon, a fait tuer un chien bien portant, qui avait mangé une soupe de pain quatre heures auparavant; il en restait encore dans son estomac environ trois cuillerées à bouche : mises dans un bocal avec trente grains pesant de petits fragmens de pierres urinaires très-durs, et de différentes couleurs; cinq heures après, j'en trouvai moins dans le bocal; j'en pris plusieurs de la grosseur d'un pois, je les divisai facilement avec mes doigts, au point de les réduire en sable, et même de les faire fondre entièrement. Les autres fragmens que je laissai dans le bocal, et que j'examinai quelques heures après, étaient également très-friables, mais pas plus que les premiers.

Dans une seconde expérience, l'on fit manger à un chien, après l'avoir fait jeûner quelques heures, quelques morceaux de viande crue. Il fut tué deux heures après; je recueillis cette viande (qui était macérée), ainsi que les sucs gastriques contenus dans l'estomac : le tout mis dans un bocal avec trente grains pesans de fragmens de calculs, semblables aux premiers, j'en examinai quelques-uns cinq heures après; ils étaient plus avancés dans leur dissolution que ceux de l'expérience précédente : je laissai les autres dans le vase. Au bout de vingt-quatre heures, la dissolution n'avait fait aucun progrès. En ouvrant le bocal, il s'en exhala des gaz d'une odeur urineuse très-fétide.

Dans une troisième expérience, nous recueillîmes dans l'estomac d'un chien quelques cuillerées de soupe et du suc gastrique, qui fut mis dans un bocal, avec une pierre couleur de brique, pesant soixante grains. Au bout de six heures, ce calcul n'avait rien perdu de son poids; mais en la frottant légèrement avec le pouce, j'en enlevai quelques parcelles ramollies, ce que je n'avais pu faire avant l'expérience. Je les remis ensuite dans le bocal; mais je n'ai obtenu aucun nouveau succès.

Dans une quatrième expérience, l'on introduisit dans l'estomac d'un chien, au moyen d'une ouverture faite à l'œsophage, un calcul du poids de soixante et onze grains, d'une couleur grise. L'animal n'avait rien mangé depuis plus de douze heures. L'on trouva, quatre heures après, ce calcul dans l'estomac, sans altération quelconque.

Je n'ai pu continuer ces expériences; mais il me semble que l'on peut présumer au moins de celles que je viens de rapporter, quelqu'imparfaites qu'elles soient, 1.º qu'il existe dans l'estomac des sucs dissolvans; 2.º que ces sucs perdent bientôt leur propriété, lorsqu'ils sont hors de ce viscère; 3.º que lorsque l'estomac ne contient point d'alimens, ou lorsque ces alimens n'excitent pas l'action vitale de cet organe, ils n'ont aucune propriété dissolvante, etc.; 4.º enfin, que l'on peut croire que l'élève du célèbre naturaliste ne s'est point trompé dans la conclusion qu'il a tirée de ses expériences, puisque cette conclusion est aussi celle de Spallanzani lui-même, qui en a certifié la vérité.

TABLE.

TABLE.

FIN DE LA TABLE.